DE

L'HÉPATITE INTERSTITIELLE

DIFFUSE AIGUE

PAR

Gabriel DUPONT,
Docteur en Médecine de la Faculté de Paris.
Ancien externe des hôpitaux de Paris,
Médaille de bronze de l'Assistance publique.

PARIS
A. PARENT, IMPRIMEUR DE LA FACULTE DE MÉDECINE
29-31, RUE MONSIEUR-LE-PRINCE, 29-31

1878

DE

L'HÉPATITE INTERSTITIELLE

DIFFUSE AIGUE

PAR

Gabriel DUPONT,
Docteur en Médecine de la Faculté de Paris.
Ancien externe des hôpitaux de Paris,
Médaille de bronze de l'Assistance publique.

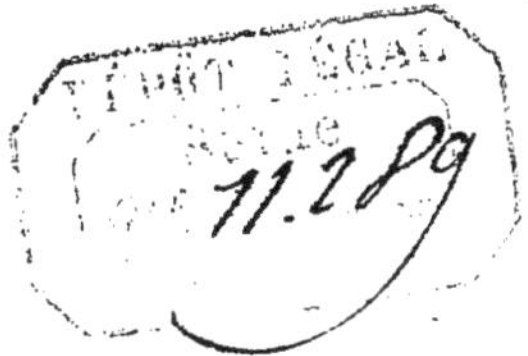

PARIS
A. PARENT, IMPRIMEUR DE LA FACULTE DE MÉDECINE
29-31, RUE MONSIEUR-LE-PRINCE, 29-31

1878

A MON PÈRE

A MA MÈRE

Témoignagne d'affection et de reconnaissance.

Dupont.

Respectueux hommage.

A MON PRÉSIDENT DE THÈSE

M. LE PROFESSEUR LASÈGUE

Membre de l'Académie de médecine,
Médecin de l'hôpital de la Pitié,
Officier de la Légion d'honneur.

A MON PREMIER MAITRE

M. ALPH. GUÉRIN

Membre de l'Académie de médecine,
Chirurgien de l'Hôtel-Dieu,
Officier de la Légion d'honneur.

A MON MAITRE

M. LANCEREAUX

Professeur agrégé à la Faculté de médecine,
Membre de l'Académie de médecine,
Médecin de l'Hôpital Saint-Antoine,
Chevalier de la Légion d'honneur.

DE

L'HÉPATITE INTERSTITIELLE DIFFUSE AIGUE

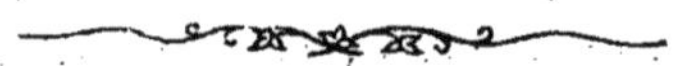

Plus on pénètre profondément dans l'étude des affections cirrhotiques du foie, plus l'on voit s'accuser la multiplicité des formes qui ressort de la variété des lésions anatomiques et des symptômes qui n'en sont que la traduction. — Depuis le jour où Laënnec, élargissant le cadre dressé par Bichat, eut fait de la cirrhose hépatique une entité morbide et lui eut assigné son nom, nous avons vu se modifier bien souvent les théories émises sur la nature de cet état morbide.

Pour Laënnec, la cirrhose était un produit hétéropique, dont le dépôt dans le foie déterminait l'atrophie de cette glande ; plus tard, la cirrhose fut considérée comme le dernier terme des modifications subies par l'une des deux substances que l'on regardait comme faisant partie de la composition du foie.

Il fant en arriver à Kiernan pour trouver l'exposé d'une conception nouvelle appuyée sur la structure histologique du foie. — Kiernan, en effet, avait décrit, en 1833, la disposition lobulaire du foie ; trois ans après, il montrait les lobules enserrés par une zone conjonctive dans la cirrhose.

M. Gubler sanctionna cette vue dans sa thèse d'agrégation en 1853, vingt ans après ; c'est dire la grande exactitude de la description de Kiernan ; aujourd'hui même encore, à part l'interprétation pathogénique qui a été donnée, la sclérose péri-lobulaire est toujours regardée comme le propre de la lésion dans la cirrhose, au moins en ce qui touche la forme commune, dite atrophique. — C'est qu'en effet, nous avons une forme bien récemment étudiée et qui est caractérisée par l'hypertrophie du foie; l'expression de cirrhose hypertrophique paraîtrait bien singulière à qui n'aurait pas suivi les différentes phases de l'histoire de la cirrhose. — En effet, l'atrophie constante de l'organe signalée par tous les pathologistes faisait du mot atrophique l'accompagnement indispensable du mot cirrhose ; mais, en 1846 (*Eléments de pathologie*), Requin publie une première observation de cirrhose avec augmentation de volume du foie, qui fut suivie d'une nouvelle en 1849 (*Union médicale*). Dès lors, cet état particulier du foie appelle l'attention ; M. Gubler consacre son existence dans son ouvrage et publie même deux nouvelles observations.

Cette distinction entre deux états du foie cirrhotique ne fut réellement établie qu'en 1859, époque à laquelle MM. Charcot et Luys exposèrent à la Société de Biologie la lésion spéciale à la forme hypertrophique, c'est-à-dire la sclérose à la fois extra et intra-lobulaire. — C'est à partir de 1871 que nous voyons apparaître des ouvrages importants sur la matière. — Cette année, dans l'*Union médicale*, M. le Dr Paul Ollivier, de Rouen, décrit cette forme spéciale de cirrhose et lui assigne les lésions décrites par MM. Charcot et Luys.

M. Hayem, dans un mémoire inséré dans les *Archives de*

Physiologie (janvier 1874), étendant la description de cette nouvelle affection, signale cette diversité dans l'aspect du foie, le mode d'évolution, ainsi que les différences accusées par les symptômes dans les différents cas publiés.

La même année, M. Cornil publiait également, dans les *Archives de Physiologie*, un travail dans lequel la partie anatomique de la question est longuement traitée ; dans ce travail, complété par quelques remarques présentées à la Société médicale des Hôpitaux, le 25 juin 1875, M. Cornil s'attache à démontrer la prolifération des canalicules biliaires extra et intra-lobulaires consécutive à l'inflammation chronique du tissu conjonctif interlobulaire. Enfin, M. Hanot, dans sa thèse inaugurale en 1875, reprenant cette idée énoncée sans preuves par Rokitansky en 1842, vint donner une nouvelle interprétation pathogénique au sujet d'une forme de la cirrhose hypertrophique avec ictère ; d'après cet auteur, le point de départ de la lésion est dans les canalicules biliaires. — Déjà nous savions, par les travaux de MM. Cornil et Klebs, que la phlébite et la périphlébite des petits vaisseaux portes étaient les premiers termes de l'hépatite scléreuse atrophique ; nous avons donc maintenant en regard de cette forme une cirrhose succédant à une angiocholite des canalicules biliaires.

C'est là dernier mot de la question ; M. Hanot, dans une revue critique insérée dans les *Archives générales de Médecine* en 1877, n'a fait qu'accentuer ses idées.

Il importe de remarquer que cette manière d'envisager la cirrhose hypertrophique permet de ranger dans un même groupe des affections distinctes ; aussi a-t-on signalé déjà la possibilité d'établir différentes formes de cirrhose hypertrophique en raison de l'aspect macroscopique du foie qui, granulé dans un cas, est lisse dans un autre ; de l'évolution qui, tantôt rapide, se fait tantôt lentement et par poussées successives. Tous ces détails répondent à des lésions spéciales dont il importerait de connaître la cause. On a trop négligé ce côté de la question; en se bornant exclusivement à des recherches anatomiques savantes pour établir une nouvelle entité morbide, on s'est exposé à jeter peu de lumières sur la pathologie déjà si obscure du foie. — Il importe, avant tout, de ne considérer la cirrhose que pour ce qu'elle est, c'est-à-dire une lésion ; aussi, comme telle, doit-on la regarder comme une des manifestations d'une maladie générale ; c'est cette dernière qu'il importe de connaître; les études ainsi dirigées, l'on pourra peut-être arriver à établir une classification méthodique des cirrhoses basée sur l'étiologie, étant admise toutefois comme règle de pathologie générale qu'à identité de cause répond une identité de lésions.

Les symptômes, l'évolution dans les divers états morbides étant subordonnés aux lésions anatomiques, les traduisent assez fidèlement aux regards des observateurs, il s'ensuit que le point étiologique élucidé, on devrait pouvoir tracer le tableau symptomatique des différentes affections. A un point de vue plus général, cette méthode est d'autant plus désirable qu'elle fait connaître les lois de l'évolution qui permettent au praticien d'affirmer un pronostic et de diriger contre le mal une thérapeutique raisonnée qui n'en est que mieux puissante.

Un essor nouveau paraît être imprimé aujourd'hui dans ce sens aux études médicales. M. Lancereaux, dans la préface de son *Traité d'anatomie pathologique*, insiste sur la nécessité de grouper les lésions des organes d'après les conditions étiologiques. M. Parrot, en ouvrant cette année son cours de la Faculté, développait éloquemment cette idée que l'étiologie était la base même de la pratique médicale (*Progrès médical*, 1878, p. 814); enfin, nous avons vu dernièrement à l'étranger le professeur Conhneim, dans son discours inaugural, proclamer la nécessité de connaître la cause des déviations aux lois déterminées qui régissent l'organisme humain (*Progrès médical*, 1878, p. 585).

C'est en dirigeant nos études dans ce sens, sous la haute direction de M. Lancereaux, que nous avons compris le parti qu'il y aurait à tirer de l'observation d'une malade que nous avons vue succomber aux suites d'une lésion hépatique spéciale ; nous avons cru qu'il y avait là une influence étiologique et nous avons tenté de faire ressortir cette opinion ; du reste, en rapprochant ce fait d'un autre semblable observé cette année dans le service de M. Dujardin-Baumetz, à l'hôpital Saint-Antoine, nous avons vu l'analogie s'accuser, et dans le tableau clinique de la maladie que nous devons à l'obligeance de M. Stackler, interne des hôpitaux, et dans les lésions histologiques décrites par M. le Dr Rémy, directeur du laboratoire de la Charité. Nous avons donc tenté la description de cette affection, qui, bien que signalée déjà, n'a pas encore été rangée dans le cadre nosologique. Nous avons trouvé dans les notes de M. Lancereaux et dans les bulletins de la Société anatomique, trois faits qu'il est permis de rapprocher des nôtres. C'est avec ces matériaux bien légers que nous allons tenter une description de cette affection spéciale, trop heureux si notre travail peut en inspirer d'autres plus approfondis, propres à nous éclairer complétement sur une question si digne d'intérêt.

Après l'exposé de nos observations, nous réunirons dans un tableau d'ensemble les lésions et les symptômes observés chez nos malades ; puis, après avoir établi l'étiologie, nous discuterons la valeur de tous ces détails d'observation ; enfin, dans un chapitre final, nous chercherons à déterminer la place que doit occuper cette affection dans le cadre nosologique.

Nous adressons à M. Remy nos vifs remerciements pour tous les renseignements qu'il a bien voulu nous fournir.

Observation I.

Voici une femme que nous avons pu observer cette année dans le service de notre maître M. Lancereaux.

Béch... (Louise), âgée de 36 ans, est entrée le 5 avril 1878 à l'hôpital Saint-Antoine, salle Sainte-Adélaïde, nº 18.

Cette femme, née de parents alcooliques a pris l'habitude de boire depuis l'âge de 8 ans ; elle avoue consommer beaucoup de vin, plus un à deux petits verres d'eau-de-vie par jour.

Toujours est-il qu'elle présente les signes d'une intoxication chronique par l'alcool à forme hyperesthésique. Malaise depuis deux mois, elle est surtout malade depuis dix jours et dans l'impossibilité de rien faire.

A son entrée, la station verticale est impossible, elle présente une hyperesthésie très-marquée aux quatre membres et à la peau de l'abdomen. Crampes dans les mollets. Tremblement considérable des mains, des lèvres et de la langue. Sensation de fourmillement et de picotement aux extrémités des membres. Coloration légèrement jaunâtre des sclérotiques. Foie douloureux à la percussion, débordant les fausses côtes.

Le 18 avril. Les crampes ont disparu ; l'hyperesthésie est diminuée. Avant de s'endormir la malade a eu des hallucinations, elle dit avoir vu beaucoup de rats.

Le 20. L'ictère des sclérotiques se prononce de plus en plus. Toux sèche non quinteuse sans expectoration.

Le 21. Toux plus fréquente. Quelques râles humides à la base du poumon droit. Sonorité diminuée à la base du poumon gauche où il y a aussi quelques râles.

Le 22. Submatité aux deux bases avec quelques râles sous-crépitants. Teinte ictérique prononcée des sclérotiques, subictérique très-légère des téguments. L'augmentation de volume du foie se prononce, il est un peu moins douloureux à la percussion. Vive douleur au creux épigastrique.

Le 26. Léger œdème du pied gauche.

Le 28. L'œdème a envahi le membre inférieur gauche.

Le 30. L'œdème gagne le pied droit. Teinte ictérique très-marquée à la face. Subictérique sur le reste du corps.

Le 2 mai. L'œdème a envahi la jambe droite. Prurit au niveau de la vulve. Temp. ax. le soir 38,6.

Le 3. Temp. ax. le matin 37,6. Temp. le soir 39°. Incontinence de l'urine et des fèces.

Les 4 et 5. Langue sèche. Délire la nuit. Temp. ce matin, 37°. Selles un peu grisâtres. L'acide nitrique révèle la présence dans les urines de matière colorante biliaire.

Le 9. Le soir, accès de dyspnée. Temp. 38,6.

Le 10. Temp. ce matin, 38,2. Persistance de la dyspnée. Léger souffle à la base gauche, nombreux râles à la base du poumon droit. Œdème plus prononcé aux jambes, moindre aux cuisses. Il semble y avoir de la faiblesse des extenseurs des pieds; la malade peut fléchir les jambes, mais non les élever au-dessus du plan du lit.

Le 11. Temp. 37,9 ce matin. Grande agitation. Délire toute la nuit; la malade voulait à chaque instant se lever. Frémissement cataire au niveau de la région précordiale.

Le 13. Temp. ce matin. 38,6. Carphologie assez accentuée. Renversement des globes oculaires. Délire très-marqué. Perte de connaissance absolue. Langue sèche, rôtie. L'application d'un sinapisme à la région précordiale a produit de la vésication; la malade succombe à six heures du soir.

Autopsie. — Absence de liquide dans l'abdomen.

Epiploon et mésentère chargés de graisse ainsi que le tissu cellulaire sous-cutané abdominal. Foie pèse 3520 gr. et mesure dans ses diamètres :

antéro-postérieur............ 31 centimètres.
transversal.................. 33 centimètres.
vertical..................... 10 centimètres.

Il a l'aspect cubique et s'étend de la 5e côte à l'épine iliaque. Injection de la surface de ce viscère au-dessous de la capsule de Glisson qui n'est pas épaissie. Coloration jaune d'ocre. Le foie est à peine granulé, seulement à la partie supérieure du lobe gauche.

A la coupe, il n'y a pas de granulations bien manifestes, toutefois, la surface de la coupe n'est pas tout à fait égale et les lobules sont distincts. Les bords sont tranchants.

Consistance ferme de cet organe qui se déchire difficilement et s'écrase après avoir présenté de la résistance. Veines et canaux hépatiques élargis comme s'il y avait un accroissement de tout l'organe. Pour M. Lancereaux, c'est là de la sclérose avec dégénérescence graisseuse du parenchyme.

Estomac. — Petit, injecté principalement dans la région du cardia. Saillie des glandes dans la région pylorique.

Pancréas chargé de graisse.

Reins simplement congestionnés, lobulés.

Utérus. Pelvi péritonite retro-utérine. Adhérences de la face postérieure de l'utérus avec le rectum.

Ovaires libres. Les trompes y adhèrent peu; ils sont petits et contiennent peu de vésicules de Graaf.

Intestin injecté.

Poumons refoulés en haut, présentent d'anciennes adhérences. Absence de pleurésie. Congestion généralisée. Ils sont affaissés et atélectasiés. Au sommet de l'un d'eux, quelques granulations tuberculeuses crétacées ou pigmentaires.

Le cœur présente de la dilatation ventriculaire; il est flasque, chargé de graisse à la base et rempli de sang liquide, noir; coloration de l'endocarde. Myocarde graisseux, jaunâtre. Tubercules d'Aranzi épaissis et villeux. Valvule mitrale saine.

Aorte présente à 2 centimètres au-dessus des valvules sigmoïdes des plaques saillantes d'endartérite qui ont déjà disparu au niveau de la crosse.

Rate excessivement diffluente, laissant écouler un contenu rouge foncé analogue à un corps gras demi-fluide figé.

Hypertrophie des ganglions de la face inférieure du foie, dont quelques-uns présentent dans une partie de leur étendue de la vascularisation et du ramollissement; ailleurs, de l'induration jaune comme caséeuse.

Bile de la vésicule très-épaisse, présentant une grande quantité de matière colorante, ce qui semble indiquer une sécrétion plutôt exagérée que diminuée.

Cerveau. Très-légère opalinité de la convexité. Transparence à la base. Artères cérébrales saines.

Décortication des méninges facile.

Circonvolutions pâles, fermes, non atrophiées mais décolorées, très-blanches. Rien à la coupe. Moelle un peu molle, injectée à sa surface.

L'extenseur commun des orteils paraît moins coloré que les muscles voisins.

Masse de graisse énorme dans le tissu cellulaire sous-cutané.

Rien de spécial dans les articulations, si ce n'est une toute petite érosion du cartilage rotulien.

Voici les résultats de l'examen histologique pratiqué à la Charité par M. le Dr Remy, directeur du laboratoire.

Le foie était lisse à la coupe, et l'on n'apercevait pas à sa surface d'îlot distinct comme habituellement dans la cirrhose.

Sur une coupe examinée au microscope à un faible grossissement, on constate de suite que la plupart des cellules du foie sont graisseuses, mais de plus, on observe que la veine centrale du lobule est entourée par une zone de tissu conjonctif facile à voir par la coloration rouge plus foncée qu'il a prise sous l'influence du carmin. On remarque un état semblable à la périphérie des lobules ; la capsule de Glisson a été le point de départ d'une hyperplasie conjonctive qui s'étend en rayonnant.

On ne voit point de ceinture complète autour d'un lobule, il paraît, à ce grossissement, exister, au contraire, une infiltration diffuse des éléments du tissu conjonctif entre les cellules hépa tiques, et cette infiltration a son centre dans tous les points où l'on trouve à l'état normal le tissu conjonctif en certaine abondance, c'est-à-dire la capsule de Glisson, et d'autre part, l'enveloppe des vaisseaux sus-hépatiques.

A un plus fort grossissement, on constate qu'au niveau des vaisseaux portes, l'altération du tissu conjonctif est formée par la multiplication des éléments fusiformes et ronds de ce tissu ; tout à fait à la périphérie, les éléments ronds existent seuls ; on distingue dans cette gangue conjonctive l'artère hépatique, la veine porte, des capillaires, des canalicules biliaires ; ces derniers ne sont pas dilatés ni augmentés de volume.

Comme on avait déjà pu en juger à l'aide d'un petit grossissement, cette sclérose n'est pas nettement limitée par un bord tranché comme habituellement dans la cirrhose, au contraire, il existe un nombre considérable de prolongements qui s'enfoncent dans le lobule; on voit que chaque cellule est circonscrite par une zone de sclérose qui est 2 ou 3 fois plus épaisse que la cellule hépatique elle-même; cette zone conjonctive péri-cellulaire diminue d'épaisseur à mesure qu'on s'enfonce dans le lobule.

La même distribution de l'altération s'observe dans les environs de la veine sus-hépatique.

Quant aux cellules propres du foie, celles qui sont entourées par une zone épaisse de sclérose sont tout à fait altérées; leurs parois sont flétries; elles sont remplies par quelques gouttelettes irrégulières de matière grasse, ou bien elles ne contiennent plus que quelques granulations jaunâtres. Le noyau a disparu. Les autres cellules comprises dans les limites de cette gangue conjonctive sont altérées plus ou moins dans le même sens. Dans la partie la plus éloignée de ces foyers de sclérose, les cellules sont encore altérées. Les unes sont remplies par des gouttelettes de graisse comme dans le foie gras, les autres, en très-petit nombre possèdent toutes leurs parties constituantes, mais sont hypertrophiées.

En résumé, il s'agit là d'une infiltration diffuse des éléments du tissu conjonctif qui a débuté par les endroits où existe ce tissu à l'état normal et qui a fusé dans les intervalles des cellules, comprimant et détruisant ces dernières. A proprement dire, il n'existe plus de tissu hépatique intact et dans les rares points où l'altération conjonctive n'a pas pénétré, les cellules sont envahies par la graisse.

Cette altération a-t-elle pour point de départ les canaux biliaires comme dans la cirrhose dite hypertrophique? Y a-t-Il là une perangiocholite? Nous ne le pensons pas, parce que l'altération est tout aussi avancée au pourtour de la veine sus-hépatique où il n'y a pas de canaux biliaires et parce que les canaux biliaires ne présentent pas l'altération qu'on leur a décrite. Le point de départ probable est le système vasculaire et la propagation s'est faite le long des capillaires.

Observation II (communiquée par M. Stackler, interne des hôpitaux).

Cuv... (Georges), journalier, ancien cafetier, âgé de 38 ans, est entré le 16 octobre 1878 à l'hôpital St-Antoine, salle St-Lazare nº 28 dans le service de M. Dujardin-Baumetz.

Cet homme a été cafetier; des malheurs sur lesquels il ne donne pas de détails l'ont peu à peu réduit à faire le métier de terrassier; c'est ce dernier métier qu'il faisait avant son entré à l'hôpital.

Le malade est très-affaissé, son langage est distinct, mais, par instants on peut se demander si son esprit n'est pas ailleurs; pendant qu'il parle, il y a quelque chose de vague et d'accablé dans son regard. Il nie des habitudes alcooliques, cependant, on constate chez lui du tremblement des doigts; il accuse des pituites fréquentes, des troubles gastriques, etc...

Au palper de ses artères, il ne semble pas que ces vaisseaux soient athéromateux.

Il y a 5 mois, il a eu, dit-il, la même maladie; il a éprouvé des douleurs dans le ventre, a eu de la jaunisse et a été forcé de garder le lit pendant plusieurs semaines. La jaunisse n'a persisté que pendant dix jours.

Dans ces derniers temps, il dit avoir été dans une profonde misère, avoir souffert de la faim, etc... Du reste, pas de traumatisme, pas de refroidissement ces jours-ci. Ni syphilis, ni scrofule. Selles régulières. Aucun trouble de la miction. Pas de toux.

Actuellement, 17 au matin : ictère prononcé sur toute la surface du corps, très-accusé sur les sclérotiques et à la face inférieure de la langue. L'ictère n'a apparu qu'hier. Point d'hémorrhagies. Pouls, 88.

Ventre douloureux à la pression, surtout dans la région du foie; cet organe est augmenté de volume et l'on sent son rebord à un travers de doigt au-dessous des fausses côtes. La rate ne paraît pas hypertrophiée, Météorisme abdominal. Pas d'ascite apparente. Diarrhée jaunâtre. Pas de mélæna. Urines rares contenant un peu d'albumine.

Cœur non hypertrophié. Pas de souffle à la base, mais le premier bruit à la pointe paraît un peu soufflé.

Poumons. — Quelques râles sous-crépitants aux deux bases sans matité. Le soir, T. 39,4. — Potion de Tood.

Le 17. Agitation cette nuit. Réponses plus vagues que la veille. Pouls, 100. Ventre plus ballonné. Pas traces d'ascite. Diarrhée persiste toujours sans mélæna. La douleur hépatique a augmenté. L'ictère est plus intense. J'interroge le malade dans le sens d'un empoisonnement par le phosphore ou un autre agent sans obtenir de réponse. T.. le soir, 40°.

Le 18. Dans la nuit, le malade s'est levé et a voulu frapper son voisin. Il est très-irascible, répond d'une manière délirante, se trompe de lit. On lui trouve dans la main un coup de poing. T. le soir, 40°. La diarrhée a persisté. Pas de mictions depuis la veille. Je sonde le malade ; le cathéter pénètre facilement, et il sort quelques gouttes d'une urine noire.

Ventre considérablement ballonné. L'ictère a encore augmenté pendant la journée. Il est difficile de compter les battements de son cœur qui sont sourds et irréguliers. Respiration saccadée, irrégulière. Râles peu nombreux. A vomi à deux reprises du bouillon et sa potion de Tood.

Le 19. Foie augmente de volume et déborde de trois travers de doigt. Somnolence dont le malade sort lorsque l'on comprime le foie. Il parle de temps en temps. Prend de temps en temps et difficilement un peu de bouillon. Toujours pas d'urine. La vessie est vide. Persistance de la diarrhée. T. 39,9.

Le 20. Le malade a uriné au lit cette après midi. Pas d'hémorrhagies. Peau brûlante, sèche. T. le soir, 40°.

Le 21. L'état du malade persiste. Ses gencives se ramollissent. La diarrhée prend une teinte un peu grise. Langue noirâtre, rotie. Il boit avec peine ce qu'on cherche à lui faire avaler. Somnolence continuelle. La nuit, quelques rêvasseries de temps en temps.

Le 22. Ventre excessivement ballonné. Mictions fréquentes. Rend dans son lit une urine noiràtre. La diarrhée a diminué ; on n'est plus obligé de le changer que trois fois dans la journée. Sur le ventre, quelques petites taches bleuâtres ne disparaissant pas à la pression. Les pupilles semblent se mouvoir lentement sous l'influence de la lumière. Il répond avee difficulté quand on l'appelle. T. 40,2. Gencives saignantes.

Le 23, au soir. Coma profond. On ne peut compter le pouls ni les battements du cœur à cause de leur irrégularité.

Mort le 24 au matin.

Autopsie. Le cadavre est très-émacié.

Cœur non hypertrophié pesant 450 gr. présente une surcharge graisseuse considérable. Aucune altération des orifices auriculo-ventriculaires ni artériels.

Poumons. Congestionnés à la base. Bronchite.

Cerveau hyperémié surtout dans ses lobes postérieurs. Corpuscules de Pacchioni développés.

Ni congestion, ni hémorrhagie dans l'intérieur des ventricules ni de la substance du corps strié ou de la couche optique, Poids, 1450 gr.

Reins. Pesant 225 gr. environ chacun. Fortement congestionnés surtout au niveau de la substance corticale. La capsule se détache facilement, mais elle est considérablement chargée de graisse. Point de granulations.

Rate 380 gr. Augmentée d'environ un tiers de son volume normal. Elle est très-congestionnée, de consistance à peu près normale et présente à la coupe une coloration rouge assez vif très-uniforme.

Foie volumineux, pesant 2500 gr. mesurant transversalement 25 centimètres, et 22 dans son plus grand diamètre antéro-postérieur, au niveau du lobe droit. Sa forme est un peu cubique. État opalin de la capsule de Glisson qui se détache difficilement et au dessous de laquelle on aperçoit à la surface du foie de fines arborisations vasculaires, en même temps qu'un état légèrement grenu surtout au niveau du bord libre et particulièrement sur le lobe gauche.

Le foie est dur, a la consistance du caoutchouc et ne cède pas à pression du doigt. Son bord antérieur est nettement tranchant. Il présente une coloration jaune-creuse un peu foncée et sur le lobe droit quelques plaques hémorrhagiques très-légères.

A la coupe, coloration jaune plus marquée ; sur la surface de section qui est lisse et donne au tact une sensation de velouté, on observe un piqueté hémorrhagique surtout dans le lobe droit ou ces petits points sont disposés par plaques de la largeur d'une pièce de 20 centimes au plus.

La vésicule biliaire, allongée, du volume du poing est distendue par un liquide blanc à l'aspect albumineux. Pas trace de lithiase biliaire. Pas de dilatation appréciable ni d'injection des canaux biliaires. Les canaux hépatique, cholédoque et cystique sont vides et leur trajet est libre.

Pas de périhépatite.

Pas d'hypertrophie des ganglions du hile du foie.

Pas d'obstruction de la veine porte.

Examen hystologique du foie, par M. le Dr Remy, directeur du laboratoire de la Charité :

Ce foie est tout à fait lisse à la coupe.

Sur une coupe examinée au microscope à un faible grossissement, on constate de suite qu'il existe une altération considérable du tissu conjonctif. La lésion n'est pas circonscrite de façon à former des îlots de tissu hépatique entourés d'une ceinture de sclérose; elle est bien plutôt diffuse, au point qu'il est impossible, au premier coup d'œil, de reconnaître l'endroit le plus altéré, la périphérie, le centre et l'intérieur des lobules présentant des altérations presque au même degré. Quelques cellules hépatiques présentent de la dégénérescence graisseuse, mais elles sont peu abondantes, par contre, ce foie semble coloré en jaune par la matière biliaire. En évaluant la superficie du tissu conjonctif et celle du tissu hépatique, on voit que ces deux superficies sont à peu près égales. En quelques points, il y a de véritables lobules comme dans la cirrhose, mais dans la plus grande partie de l'organe, l'altération a la forme spéciale suivante :

A un fort grossissement, on voit que l'altération conjonctive est formée par des éléments fusiformes et ronds du tissu conjonctif; on distingue dans cette charpente conjonctive l'artère et la veine porte avec un certain nombre de canaux biliaires disséminés autour. Les canaux biliaires sont plus distincts que sur la pièce provenant du foie de la malade qui fait le sujet de l'observation I, mais ils ne sont ni augmentés de nombre, ni dilatés. On trouve la même altération autour de la veine sus-hépatique, qu'il est facile de reconnaître à l'absence de fibres musculaires lisses, et l'absence de canaux biliaires et d'artères dans le voisinage.

L'altération du tissu conjonctif est diffuse, celle de la périphérie se continue avec celle du centre en formant des îlots de sclérose autour des cellules hépatiques qu'elle dissocie. La plupart de ces cellules sont plus transparentes qu'à l'état normal, inégales dans leur volume, qui est au-dessus du volume ordinaire; quelques-unes sont tout à fait atrophiées; on en trouve quelques-unes, au contraire, qui sont augmentées de volume. Çà et là, quelques cellules gonflées de graisse. et un plus grand nombre présentant de la dégénérescence granulo-graisseuse.

En résumé, nous avons là une forme de cirrhose diffuse qui divise les cellules, les sépare les unes des autres et les atrophie. Il existe quelques canalicules biliaires visibles, mais ils ne paraissent pas avoir été le point de départ exclusif de la lésion qui semble plutôt avoir évolué autour du tissu conjonctif qui environne les vaisseaux du foie, aussi bien les rameaux de la veine porte que ceux des veines sus-hépatiques; la lésion paraît s'être propagée par une altération successive des capillaires.

Dans les deux cas, la veine sus-hépatique était largement ouverte.

Nous avons trouvé les deux observations qui suivent dans les notes de M. Lancereaux.

Observation III.

La nommée Oliv..., femme Cl..., âgée de 38 ans, couturière, est entrée le 29 août 1862, à l'Hôtel-Dieu, salle Saint-Bernard, n° 1, dans le service de M. le professeur Rostan.

Cette femme est grande, robuste; elle n'a jamais eu de syphilis ni aucune maladie grave. Sa figure annonce un certain degré d'hébétude, son intelligence est obtuse et les renseignements sont difficiles à obtenir d'elle. Elle nous raconte cependant qu'elle boit beaucoup d'eau-de-vie, qu'elle est atteinte de jaunisse depuis six semaines, et que depuis cette époque, elle a une diarrhée abondante; de plus, elle a quelquefois des garde-robes noires.

A son entrée, nous constatons un tremblement des lèvres et des mains, un léger embarras dans la parole, des contractions spasmodiques dans les muscles de l'avant-bras et de la jambe, une atrophie et une faiblesse très-grandes dans les membres. La marche est impossible.

Les yeux sont saillants ; on observe une coloration verdâtre sur toute la peau. Point d'épistaxis, point d'hématémèses. Les urines sont rouges ; la miction et la défécation sont gênées, une eschare assez étendue existe au sacrum. L'abdomen est très-météorisé.

Peau chaude. Pouls un peu plus fréquent.

Ces symptômes vont en s'aggravant.

L'adynamie augmente de plus en plus ; le pouls devient plus fréquent, la malade tombe dans une somnolence profonde ; enfin, la mort arrive le 6 septembre.

Autopsie. — Le cœur n'est pas augmenté de volume ; il est mou et chargé de graisse. Les poumons et les reins n'offrent aucune altération.

Dans la rate, existe un petit tubercule jaune, arrondi et granuleux, qui paraît dû à une altération de la substance splénique.

Le mésentère est chargé de graisse.

La muqueuse stomacale est ardoisée, épaissie, et présente en quelques points des taches ecchymotiques et peut-être des cicatrices.

Le foie déborde les côtes de deux ou trois travers de doigt, il est remarquable par sa dureté et sa coloration ocreuse, un peu ratatiné. La surface présente de petites saillies de la grosseur d'une tête d'épingle. A la coupe, la coloration n'est pas sensiblement différente ; au toucher, on a la sensation d'un velouté qui tient à une exsudation huileuse composée, en grande partie, de cellules grasses, dans lesquelles on trouve des cristaux de margarine. En râclant avec le scalpel, on aperçoit sur la surface de section une multitude de petits points semblant se continuer entre eux, et former de petits lobules entourés d'une substance conjonctive hypertrophiée.

Les cellules hépatiques sont en grande partie détruites ; celles qui restent sont remplies par une substance grasse et déformées. Au pourtour, existent une substance amorphe et de nombreuses fibres de tissu conjonctif accolées par cette même substance. Ces fibres se présentent, les unes sous forme de faisceaux tortueux, les autres sont rectilignes.

La vésicule est remplie par de la bile très-claire qui contient beaucoup de granulations.

La dure-mère est injectée au niveau des cornes sphénoïdales.

Observation IV.

Mon..., commissionnaire, âgé de 34 ans, entre à l'hôpital de la Pitié, salle Saint-Benjamin, service de M. Empis, le 11 septembre 1866.

Homme robuste, adonné aux boissons alcooliques, boit en moyenne trois litres de vin par jour, de l'eau-de-vie, etc.

D'une santé habituellement bonne, il est en ce moment-ci atteint d'inappétence et d'une constipation que n'ont pu vaincre deux pilules purgatives.

Il présente un léger degré d'ictère et de la prostration; la veille, il a eu une épistaxis.

13 Septembre. Ictère très-marqué. Céphalalgie violente. — Purgatif infructueux, détermine des vomissements. Saignée de 250 grammes.

Le soir, céphalalgie aussi intense; le malade commence à délirer, le délire se continue toute la nuit. Le malade a des hallucinations. Sueurs, le matin.

Le 14. Epistaxis cette nuit. Taches ecchymotiques sur le tronc et la face interne des membres. Urines rougeâtres, ne précipitant ni par la chaleur, ni par l'acide nitrique. — 10 grammes d'extrait thébaïque en potion.

Le 15. Le délire persiste. Constipation opiniâtre, malgré des lavements purgatifs. — Potion avec musc.

Le 16. Coma depuis la veille au soir. Ne réagit pas contre les pincements. Sinapismes sans action. Secousses convulsives dans les membres et à la face.

Le 17. Le coma persiste. Hoquet toute la journée. Trismus. — 60 grammes d'huile de ricin provoquent des selles continues. 5 ventouses scarifiées sur le foie.

Le 18. Toujours de l'ictère, qui est jaune, verdâtre prononcé. Refroidissement. Pouls insensible. Mort dans le coma.

Autopsie. — Le cadavre ayant été enlevé le matin, les poumons, le cœur et le cerveau n'ont pu être examinés, ainsi que le tube digestif.

Foie volumineux, présente 30 centimètres en largeur, et 27 en hauteur; il est d'une teinte jaune d'ocre, à surface lisse sans granulations. A la coupe, taches noires multiples situées principalement au voisinage des vaisseaux veineux. Tissu ferme, criant légèrement sous le scalpel, peu granuleux.

Rate un peu volumineuse, friable, abondamment pigmentée.

Reins volumineux, à surface lisse.

Examen histologique du foie. — Epaississement très-manifeste de la trame conjonctive à la circonférence des lobules; noyaux multiples arrondis. Traînées de fibres ondulées fines.

Cellules volumineuses, peu modifiées dans leur forme, contenant des granulations grisâtres abondantes, et peu de granulations graisseuses.

Observation V (tirée des *Bulletins de la Société anatomique*, année 1861, page 121).

M. Blachez présente le foie d'un jeune soldat, âgé de 23 ans, qui a succombé à un ictère grave.

Apporté à l'hôpital, le 3 février, cet homme était dans un état d'adynamie profonde. La peau présentait une teinte ictérique pâle; les pupilles étaient remarquablement dilatées; le pouls petit, misérable, très-fréquent. La maladie date de trois jours. Depuis son entrée au service, ce jeune soldat n'avait jamais eu d'affection grave; jamais il n'avait été atteint de jaunisse.

Dans la nuit, déjections abondantes de matières bilieuses, parmi lesquelles se trouve une certaine quantité de sang, venant probablement de la vessie. Douleurs légères à la région du foie; l'organe ne paraît pas augmenté de volume.

Le 4, à la visite, ictère général pâle; pas d'injection de la sclérotique ni de dilatation de la pupille; figure altérée, narines pulvérulentes, bouche fuligineuse, lèvres décolorées.

La région hépatique est douloureuse et la percussion n'y peut être pratiquée; il ne semble pas que le volume du foie soit sensiblement augmenté. Pouls 146, misérable. Tendance au refroidissement et à la cyanose (prescription : 6 ventouses scarifiées ; sulfate de quinine 1 gramme.)

Dans la journée, l'état s'aggrave rapidement ; le malade s'agite incessamment et paraît souffrir beaucoup. L'intelligence est conservée ; les réponses sont assez précises, autant que le comporte l'abattement profond du malade. Un demi-verre de sang environ a été rendu par la verge ; le sang est presque pur et fluide. Pas d'épistaxis, pas d'ecchymoses cutanées. Pouls 150. Dyspnée considérable (56 respirations) et progressive. Pas de phénomènes convulsifs. Cet état persiste sans modification notable autre que l'augmentation de la dyspnée jusqu'à quatre heures et demie du soir, heure à laquelle le malade succombe en vomissant quelques gorgées de bile.

Autopsie. — Le foie n'est pas considérablement augmenté de volume ; il est d'un jaune d'ocre, et toute la surface en est mamelonnée; les mamelons sont de la grosseur d'un pois. L'organe est très-lourd ; son tissu offre une résistance considérable, et le doigt n'y pénètre qu'avec peine. A la loupe, on voit les mamelons séparés les uns des autres par des tractus blanchâtres, d'apparence fibreuse.

La veine porte, les vaisseaux hépatiques, les vaisseaux biliaires paraissent sains. La veine cave inférieure contient une grande quantité de sang liquide.

Les reins sont fortement congestionnés. La rate est doublée de volume et indurée. La vessie est distendue par du sang. Le tube intestinal est teint en jaune par la bile ; il ne contient pas de sang. Le cœur est flasque ; caillots mous dans les cavités droites. Poumons très-petits sans traces de congestion. Examen histologique pratiqué par M. Luys.

Le foie offre à la coupe une certaine résistance ; sa consistance est exagérée, sa coloration jaunâtre, etc.

L'examen anatomique fait constater la production de tissu plasmatique de nouvelle formation au milieu même du stroma de l'organe. Ce tissu plasmatique est caractérisé par l'existence de fibres fusiformes plus ou moins allongées et plus ou moins tassées entre elles ; dans les quelques points où ce tissu n'est pas arrivé à son entier développement, il se présente sous l'aspect de noyaux libres et de cellules à noyaux de dimensions variées. Tous ces éléments passaient par les formes intermédiaires, depuis la première période d'apparition jusqu'aux formes qui caractérisent le développement le plus complet. Il faut ajouter encore que c'est principalement aux dépens des capillaires extra-lobulaires que cette prolifération des éléments nouveaux s'était effectuée.

Non-seulement le travail néo-plasmatique investit les acini à l'extérieur, mais encore, il envoie des prolongements fusiformes jusque dans l'intérieur même de ces acini ; et alors, chaque cellule hépatique se trouve cerclée de toutes parts par ces fibres fusiformes de nouvelle formation qui lui forment comme un encadrement fibreux. Toutes les cellules hépatiques sont encore intactes quant à la forme.

Quelques cellules sont à l'état normal, d'autres, en plus grand nombre sont remplies de granulations très-fines ; on ne trouve pas de globules graisseux bien accusés.

ANATOMIE PATHOLOGIQUE.

Le caractère macroscopique dominant du foie, c'est l'hypertrophie : sa forme assez constante est la forme cubique déterminée par un développement relativement plus considérable du lobe gauche. Nous ne voyons point manquer la coloration jaune d'ocre signalée dans les cas d'atrophie jaune aiguë ; à la surface du foie, on observe parfois un certain degré d'injection vasculaire et un fin pointillé hémorrhagique plus apparent encore sur des coupes à l'intérieur de l'organe.

Le foie a conservé son bord tranchant.

Point de périhépatite. La surface du foie assez ordinairement lisse s'est présentée néanmoins deux fois avec un aspect granulé. Dans tous les cas, on observe cet état graisseux du foie qui se traduit au toucher par une sensation onctueuse. Le tact permet de percevoir aussi la dureté insolite de la glande qui se laisse pénétrer très-difficilement, cette dureté s'accuse également à la coupe; du reste, la consistance du foie est celle de l'élastique.

Les vaisseaux hépatiques ne sont pas le siége d'altérations; dans l'observation I, nous avons à relever un élargissement de ces canaux coïncidant avec une hypertrophie des ganglions lymphatiques du hile du foie qui étaient dégénérés.

Dans les deux premières observations, on a relevé pour le poids du foie 3520 gr. et 2500 gr.

Les particularités anatomiques les plus intéressantes se remarquent à l'examen histologique. Il y a là une dissémination de tissu conjonctif dans toute l'étendue de l'organe; nous ne retrouvons pas là de localisation bien déterminée, soit autour des lobules comme dans la cirrhose commune dite annulaire, soit autour des lobules avec irradations dans l'intérieur des acini, comme dans la plupart des cas de cirrhose hypertrophique, etc. Aussi, n'y a-t-il pas là, le plus ordinairement, cet état granulé décelant un emprisonnement des lobules par une zone scléreuse. C'est en quelque sorte une transformation conjonctive du foie; ces éléments conjonctifs *de récente formation* ont envahi les espaces périlobulaires et les acini, circonscrivant tous les éléments anatomiques dont quelques-uns, les capillaires sanguins, paraissent être plus particulièrement le point de départ de la néoformation conjonctive.

Ces petits vaisseaux sont entourés par une zone du tissu conjonctif dont l'organisation est d'autant moins complète que l'on se rapproche plus de la paroi vasculaire.

La veine centrale du lobule n'a pas échappé à cette altération, et sur plusieurs points des préparations elle présente de profondes altérations sans que l'on puisse cependant observer nulle part une obstruction de son calibre.

Les canalicules biliaires ne sont aucunement altérés; cette

dernière particularité distingue nettement cette forme spéciale de cirrhose de celle qu'a décrite M. Hanot. Ainsi que le remarque M. Remy, le point de départ de l'altération conjonctive est dans les capillaires; le processus a envahi ensuite les espaces intra-cellulaires circonscrivant les cellules hépatiques qui sont à l'état normal entourées par les vaisseaux du foie, disposition anatomique bien apparente sur le foie du fœtus et sur celui des poissons.

Les cellules hépatiques présentent deux ordres d'altérations ; les unes, simplement surchargées de graisse se montrent surtout dans les rares points où l'altération conjonctive n'a pas pénétré; les autres, comprises dans la gangue conjonctive qui les enserre se trouvant gênées dans leur nutrition ont subi la dégénérescence granulo-graisseuse.

Les cellules simplement graisseuses apparaissent assez volumineuses, à contours assez nets, transparentes ; les autres ont leurs parois flétries, ne possèdent plus de noyau pour la plupart et présentent dans leur intérieur des gouttelettes graisseuses et quelques granulations jaunâtres.

La sécrétion biliaire a présenté différentes modifications : très-claire dans un cas, très-foncée dans un autre et mêlée de quelques parcelles de matière colorante, elle nous apparaît dans un autre cas entièrement décolorée, distendant la vésicule et présentant absolument l'apparence du blanc d'œuf; cette décoloration du liquide de la vésicule s'observe chez le malade de l'observation II, chez lequel prédominait peut-être la dégénérescence granulo-graisseuse.

Les reins et la rate sont le siége d'une congestion assez intense. Dans un cas la rate était diffluente. Les poumons aussi présentent de la congestion aux deux bases.

Le cœur, ordinairement flasque, surchargé de graisse, a présenté dans plusieurs cas une dégénérescence graisseuse du myocarde.

Une altération de la muqueuse stomachale assez fréquente, c'est l'état ardoisé de cette muqueuse, avec quelques saillies glandulaires.

Le mésentère est chargé de graisse.

Sur le cerveau on a noté un peu d'hyperémie des méninges à la convexité des hémisphères.

Nous devons noter comme un phénomène important l'absence d'ascite; cela paraîtrait singulier surtout avec une lésion des vaisseaux du foie, mais l'altération était trop peu avancée pour déterminer une obstruction des capillaires malades que nous ne voyons pas signalée, du reste, dans les examens histologiques.

SYMPTOMES.

Nous avons peu de renseignements sur les antécédents des malades et nous ne pouvons guère suivre le mal qu'à partir de l'apparition de l'ictère; ce phénomène paraît, dans tous les cas, avoir inauguré la véritable période d'état de la maladie.

Nous devons néanmoins signaler, comme phénomènes prémonitoires, un malaise général s'accompagnant de douleurs dans le foie et précédant de deux mois l'apparition de l'ictère chez un de nos malades ; chez un autre une diarrhée abondante et rebelle se manifeste pendant deux mois avant l'explosion des accidents graves ; enfin chez le malade de M. Blachez, tout paraît avoir débuté brusquement.

L'ictère inaugure la série des symptômes les plus sévères,

il s'accompagne d'une courbature générale à laquelle fait souvent suite une période d'agitation délirante ; dans les observations où la température a été prise, nous voyons la fièvre s'allumer et se maintenir à un degré assez élevé, 40°, comme chez le malade de M. Baumetz ; dans notre cas, la température n'a pas dépassé 39°.

Le foie est douloureux à la pression et déborde plus ou moins les fausses côtes. On peut suivre en quelque sorte son développement progressif.

Les mictions sont rares et les malades rendent une urine rouge foncé qui, dans un cas, a paru légèrement albumineuse. Elle contenait chez notre malade un peu de matière colorante biliaire ; ce détail, très-important, a été omis dans les autres observations.

Chez les deux premiers malades, les selles étaient un peu décolorées ; il est aussi regrettable que l'on ait omis de mentionner cette particularité dans les trois dernières observations. Il est commun d'observer de la diarrhée.

A l'agitation du début succède une période adynamique ; la prostration se prononce, le ventre se météorise, la langue se sèche, se recouvre de fuliginosités ; dans un cas, nous avons noté un ramollissement des gencives devenues saignantes ; le malade devient somnolent, puis tombe peu à peu dans le coma. Etranger à tout ce qui l'entoure, il est impossible de le tirer de sa torpeur ; il laisse évacuer ses urines et ses matières fécales.

C'est dans cette période que nous voyons mentionner l'existence de quelques accidents hémorrhagiques.

Dans l'observation II, on trouve quelques taches purpurines sur l'abdomen.

Dans l'observation Ire, pas traces d'hémorrhagies, ainsi que dans l'observation III.

Dans les observations IV et V, il y eut, dans le premier

cas, des épistaxis et du purpura sur le tronc et la face interne des membres et dans le dernier une urétrorrhagie, voie très-peu commune pour les hémorrhagies.

Dans tous les cas, sauf le dernier, les malades se sont éteints dans le coma. Dans ce dernier cas, le malade est mort avec de l'oppression et en vomissant quelques gorgées de bile.

MARCHE.

Ce qui frappe surtout à lecture de ces observations, c'est la rapidité dans la marche des accidents qui évoluent en quelques jours, de cinq à huit jours dans quatre cas ; notre malade est restée un mois dans la salle, aussi l'évolution de sa maladie a-t-elle été lente comparée à la rapidité des autres.

De plus, nous voyons les accidents évoluer sans rémissions, le malade dans tous les cas est entraîné progressivement vers la terminaison fatale.

DISCUSSION.

Chez tous les malades qui font le sujet de notre travail, sauf chez celui de M. Blachez sur le compte duquel nous ne voyons énoncer aucune mention étiologique, l'intoxication alcoolique se révélait par un ensemble de phénomènes qui ne permettaient pas de révoquer en doute son existence. Cet ensemble symptomatique de phénomènes nerveux tels que crampes, fourmillements, tremblement des mains, des lèvres, insomnie, hallucinations, cauchemars, les troubles gastriques, etc. ; tout cela joint à certaines lésions trouvées sur le cadavre, telles que la surcharge graisseuse de la base du cœur, du tissu cellulaire sous-cutané de l'abdomen, l'altération de la muqueuse stomacale, la forme cubique du foie signalée par Lancereaux dans le foie gras des ivrognes, tout cela complète chez nos maladies le tableau de l'alcoolisme chronique. Du reste, nous allons chercher à établir que cette forme spéciale d'affection hépatique peut se rattacher directement à l'intoxication alcoolique; il nous semble, en effet, que les données générales que l'on possède aujourd'hui sur la physiologie pathologique de l'alcool peuvent nous permettre ici de mettre directement en cause cet agent toxique.

L'alcool, on le sait d'après un mémoire lu par M. Lancereaux à l'Académie de médecine en 1865 (*Etude sur les altérations produites par l'abus des boissons alcooliques. — Gaz. hebd.*, 1865), détermine sur l'organisme deux ordres d'altérations : tantôt il porte son action sur la trame conjonctive, tantôt il agit directement sur l'élément fonctionnel des differents organes. Le premier effet est dû à l'action directe du toxique sur les vaisseaux qui s'altèrent; par la loi du développement centrifuge, le processus irritatif se propage aux parois, lesquelles deviennent le point de départ d'une irritation du tissu conjonctif qui les environne; de là, cette hyperplasie conjonctive qui est le propre de la lésion dans la cirrhose, par exemple. Le foie, de tous les organes, est certainement le plus disposé à ce mode d'altération, en raison de ses rapports physiologiques qui lui permettent d'être imprégné par l'alcool plus directement que toute autre glande;

aussi est-il le plus ordinairement atteint chez les individus affectés d'alcoolisme qui succombent assez souvent à la suite d'une cirrhose hépatique.

D'un autre côté, l'alcool, en ralentissant la nutrition, détermine la diminution de l'acide carbonique et de l'urée; ces effets, qui se produisent également dans la période avancée de la vie, ont permis à M. Lancereaux (*loco citato*) d'assimiler l'organisme d'un alcoolique à celui d'un vieillard. — On observe chez l'un et chez l'autre comme résultat de ce trouble de la nutrition une tendance des organes à la dégénérescence graisseuse. — Comme corollaire de ces effets semblables, nous voyons certaines maladies, la pneumonie, par exemple, emprunter un caractère de gravité tout spécial à l'état d'alcoolisme ou de sénilité du malade.

Quel est le secret de la prédilection marquée de tel ou tel organisme pour l'une ou l'autre de ces deux manifestations morbides déterminées par l'alcool? On ne le sait encore. — M. Lancereaux, cherchant à expliquer en vertu de quelles conditions l'une de ces deux lésions se manifestait de préférence à l'autre, a remarqué que les phlegmasies adhésives affectaient plus ordinairement les individus à professions actives, tandis que le sédentarisme s'observait de préférence chez les individus présentant de la dégénérescence graisseuse.

Cette digression était nécessaire avant d'entrer dans le fond de notre sujet, auquel elle doit servir de base. En effet, dans l'affection qui nous occupe, les deux modes anatomiques déterminés par l'alcool paraissent avoir marché de pair; nous devons cependant apporter à cette affirmation quelques restrictions.

Nous trouvons bien, dans la plupart des cas, une réplétion des cellules hépatiques par de la graisse; mais cette infiltration graisseuse, qui est ici le cachet de l'alcoolisme chronique, n'aurait pas une grande importance si elle existait seule; en effet, cette lésion des cellules, si commune dans l'espèce, n'est pas une cause de perversion fonctionnelle assez gênante pour retentir d'une manière funeste sur l'organisme; ne voyons-nous pas chaque jour des foies de phthisiques, de vieillards, d'alcooliques, entièrement graisseux, nous donner la preuve que l'infiltration graisseuse des cellules propres du foie n'est pas absolument incompatible avec le fonctionnement physiologique de ces éléments anatomiques. En effet, dans ces cas, pris chez des individus morts de toute autre affection qu'une affection hépatique, on n'observe pas de troubles de la sécrétion biliaire. D'autre part, à propos de la fonction glycogénique du foie, M. Colin a établi, dans un mémoire lu à l'Académie des sciences (15 avril 1861), que cette fonction continuait à s'exercer chez des animaux à foie gras.

Du reste, si l'on veut admettre que les cellules gonflées de graisse déterminent, dans une certaine mesure, un peu d'entrave dans la circulation des capillaires comprimés, cet état pathologique, subordonné à une dénutrition lente, se manifeste insensiblement, de façon à permettre en quelque sorte l'accoutumance de l'organisme à la gêne des fonctions physiologiques du foie.

Si, dans nos observations, nous voyons le processus évoluer avec une très-grande rapidité, c'est que, tout au contraire, on observe une suppression brusque de la fonction hépatique; il y a bien là un envahissement du protoplasma cellulaire par des molécules graisseuses, mais ce n'est là qu'une lésion accessoire, car il y a surtout une dégénérescence granulo-graisseuse des éléments essentiels de la glande. — Cette dégénérescence n'est probablement que secondaire à l'altération conjonctive répandue dans tout l'organe; en effet, cerclées par un anneau de tissu conjonctif, les cellules hépatiques se trouvent gênées dans leur nutrition, elles meurent à la vie physiologique, puis leur protoplasma subit une décomposition qui se traduit par la dégénérescence granulo-graisseuse. L'on sait depuis longtemps que toutes les fois qne la nutrition d'un tissu vient à être troublée, il se produit des granulations graisseuses dans l'épaisseur de ses éléments (Robin ; *Bulletins de la Société de Biologie*, 1857). — Dans ce cas, la graisse se forme, non à l'aide de matériaux importés du dehors, mais aux dépens du protoplasma cellulaire ; c'est une véritable décomposition analogue à celle qui aboutit à la transformation des chairs en gras de cadavre.

Dans l'observation de M. Blachez, nous trouvons bien, comme dans les autres cas, cet investissement des cellules par le tissu de nouvelle formation et pas d'altération prononcée de ces éléments ; mais, la maladie n'ayant duré que quatre jours, il est permis de mettre en cause la grande rapidité du processus. — L'ensemble des symptômes révélait bien une suppression des fonctions hépatiques, mais le temps a manqué pour que la décomposition des cellules vint révéler leur mort.

Cet envahissement du tissu conjonctif enserrant un à un tous les éléments du foie est bien particulier dans les cas qui nous occupent; remarquable par sa dissémination rapide, puisque la plus grande partie du tissu conjonctif est de récente formation, la lésion n'est pas moins singulière en raison de ses résultats, car elle foudroie en quelque sorte le malade qui en est affecté. Il serait intéressant de déterminer dans quelles conditions se trouvaient les malades et de bien préciser leurs antécédents à date rapprochée.

L'alcoolisme à l'état chronique ne permettrait pas d'expliquer cette évolution rapide, il doit intervenir une cause active, capable de provoquer cette révolte subite de l'organisme.

Il ne répugnerait pas d'admettre un rapport entre la marche des accidents et de grands accès alcooliques récents.

Cette manière de voir s'appuie sur des cas dans lesquels on a vu l'hépatite parenchymateuse diffuse se développer dans ces conditions.

M. Leudet, entre autres, en a signalé un où la relation causale parut évidente, son malade avait ingéré par mégarde un verre d'alcool (Leudet, *De l'ictère déterminé par l'abus des boissons alcooliques. Mém. Soc. biologie*, 1860, p. 141); à l'autopsie, on trouva un foie présentant les caractères macroscopiques de l'atrophie jaune aiguë ; de plus, il y avait coïncidence d'une altération de la muqueuse stomachale entièrement dégénérée et réduite eu putrilage par l'action directe de l'alcool. Nous ne trouvons pas dans l'estomac de nos malades des traces d'une lésion irritative récente. Néanmoins, nous pensons qu'il est possible de supposer que si l'alcool a pu, dans certaines conditions, déterminer une dégénérescence cellulaire aiguë, il peut par action directe dans d'autres cas après avoir été ingéré à doses massives, produire cet autre ordre de lésions intéressant la trame conjonctive; la rapidité du processus s'expliquerait alors par le déversement dans les vaisseaux du foie d'une grande quantité de liquide irritant.

Cette précipitation dans la marche des accidents coïncidant avec une modification profonde des éléments propres du foie permet avec des restrictions de rapprocher cette affection d'un certain état morbide du rein. Ce dernier organe, moins exposé que le foie au contact direct de l'alcool, est néanmoins un puissant agent d'élimination de cette substance; aussi subit-il également les atteintes de l'intoxication qui détermine chez lui les deux ordres de lésions signalées; la dégénérescence graisseuse des épithéliums ou la prolifération de la trame conjonctive.

Nous plaçant en dehors de la question pathogénique, prenons un rein affecté de néphrite interstitielle; nous allons voir le tissu conjonctif envahir progressivement l'organe restreignant peu à peu l'étendue de la surface sécrétoire; cette évolution lente permet à l'organisme de s'accoutumer en quelque sorte à cette gêne de la sécrétion urinaire; de plus, de nouvelles voies d'élimination s'établissent, surtout si elles sont sollicitées par une intervention thérapeutique persévérante, régime lacté, évacuants, sudorifiques, etc., et l'on pourra en arriver à ce résultat de conserver pendant longtemps l'existence à un individu presque entièrement dépourvu des organes de la sécrétion urinaire.

Cet état peut se rapprocher de la cirrhose commune, mais la relation anatomique existe seule, car les matériaux de déchet éliminés par le foie trouvent difficilement une autre issue, aussi la vie est-elle incompatible avec la suppression de la fonction hépatique; quelque lente que soit l'évolution, la mort est absolument fatale.

La néphrite épithéliale portant d'emblée son action sur l'épithélium altéré secondairement dans la précédente peut tuer en quelques jours le malade qui en est affecté; en effet, cette restriction subite apportée à la sécrétion rénale pénètre trop rapidement l'organisme d'agents toxiques dont la pernicieuse influence se fait aussitôt sentir. Ici comme dans nos observations il y a bien une abolition fonctionnelle tenant aux altérations cellulaires, mais l'analogie s'arrête là, car il n'y a pas dans la néphrite épithéliale cette prolifération conjonctive que nous considérons dans nos cas comme le point de départ des accidents mortels, à cause de son action sur les cellules hépatiques.

Nous devons avouer le regret que nous cause l'absence de l'examen des urines, nous sommes maintenant à même de savoir que c'est une lacune grave en raison de la fertilité des renseignements que peut fournir ce mode d'investigation, depuis surtout que d'intéressants travaux sont venus ces temps derniers éclairer un peu ce côté pratique des maladies du foie. M. Stackler a bien trouvé un léger nuage albumineux dans les urines de son malade, cela n'a rien d'étonnant avec la congestion rénale qui est constante dans l'espèce.

L'examen des urines eût encore présenté un plus haut intérêt au point de vue de la sécrétion biliaire, mais les autopsies ont fourni plus tard quelques renseignements propres à suppléer dans une certaine mesure à cette lacune.

La vésicule biliaire, dans la plupart des cas, renfermait de la bile. Dans l'observation 2, nous trouvons la vésicule distendue par un liquide blanc à l'aspect albumineux ayant la consistance du blanc d'œuf; faut-il voir là un de ces cas de bile incolore signalés par Ritter (*Journal d'anat. et de phys.*, 1874), chez des malades ayant le foie graisseux ; il semblerait, d'après les recherches de cet observateur, que les cellules hépatiques dont le protoplasma est infiltré de molécules graisseuses deviennent inaptes à former du pigment biliaire.

D'un autre côté, faut-il voir dans ce liquide un produit muqueux ; en effet, nous ne retrouvons cette particularité dans aucune autre de nos observations, malgré l'adipose marquée du foie ; dans le cas en question, les cellules ayant en grande partie subi la dégénérescence granulo-graisseuse étaient par cela même inaptes à présider à la formation de la bile, propriété que l'on songe à leur attribuer depuis les recherches opérées chez les animaux inférieurs. (*Gaz. méd.*, 1878. p. 271, *Structure du foie*, Cadiat). — A propos de ce même malade, l'impuissance fonctionnelle du foie nous permet de rapporter en partie l'ictère à l'hémaphéisme, d'autant plus que, en dehors de l'examen des urines, le peu d'intensité de l'ictère, le peu de décoloration des selles, l'absence d'éruptions cutanées, de purit et du ralentissement du pouls plaident assez en faveur de cette opinion. (Dreyfus-Brisac, thèse de Paris, 1878. *De l'ictère hémaphéique, principalement au point de vue clinique.*)

Le degré moins avancé des altérations cellulaires dans les autres cas nous explique la persistance de la formation de la bile ; dans l'obs. 3, la bile était claire. Nous nous expliquons plus difficilement la pigmentation très-prononcée du liquide biliaire chez notre malade ; peut-être faut-il voir là un effet de la compression des canaux biliaires par les ganglions du hile hypertrophiés, compression ayant eu pour résultat de déterminer la condensation du liquide biliaire.

Les reins ont présenté dans tous les cas une congestion plus ou moins intense sans altération appréciable de leur tissu; cette hypérémie purement secondaire à la gêne circulatoire ne paraît pas devoir être considérée comme une complication, au même titre que les altérations rénales capables de s'opposer à l'exécution des fonctions des organes de la sécrétion urinaire; en effet, quelques-uns des matériaux d'élimination provenant du foie peuvent trouver du côté du rein une voie dérivative, on conçoit combien la gêne fonctionnelle de ces deux glandes doit retentir douloureusement sur un organisme privé de ses deux principaux émonctoires. Aussi a-t-on signalé, dans certains cas d'ictère grave, une forme dite rénale compliquée d'accidents nerveux différents de ceux qu'on observe ordinairement dans les ictères typhoïdes ou hémorrhagiques (Decaudin, thèse de Paris, 1878).

Nous n'avons point remarqué une prédominance de ces accidents spéciaux chez nos malades, même chez le malade de M. Baumetz, dont les urines contenaient un peu d'albumine.

Nous trouvons dans la rate les traces d'une lésion récente; cet organe chez notre malade était diffluente comme dans les dyscrasies toxiques, probablement à cause de la longue durée relative de l'affection.

La dégénérescence du myocarde, à peu près constante, peut aussi reconnaître la toxhémie pour cause.

Les entraves apportées au fonctionnement régulier du foie ont toujours pour résultat de provoquer un amaigrissement dont la rapidité est en rapport avec celle du processus ; nous savons que tous les cirrhotiques présentent dans la période avancée de leur affection une extrême maigreur.

Si chez notre malade nous avons pu observer à l'autopsie un développement assez considérable de graisse dans les tissus, nous devons ajouter que pendant qu'il nous a été permis de l'observer, nous avons vu cette malade qui présentait un embonpoint exagéré comme la plupart des alcooliques, fondre pour ainsi dire sous nos yeux ; la graisse qui restait sur le cadavre n'était que le reliquat d'une quantité bien plus considérable encore.

Les hémorrhagies ne sont pas absolument constantes dans l'espèce comme dans l'ictère grave classique ; nous ne les observons que chez nos deux derniers malades ; les autres, malgré leurs profondes lésions hépatiques n'en ont pas présenté.

Nous devons discuter maintenant sur la dénomination qu'il convient d'attribuer à cette affection particulière.

Notre ami M. Bazy, interne des hôpitaux, en présentant à la Société anatomique le foie de la malade de l'obs. 1, avant que l'examen histologique ne fût venu éclairer la question, s'inspirait de la marche de l'affection et de l'aspect macroscopique de l'organe pour faire cette réflexion : au point de vue de l'évolution on pourrait dire de cet état morbide, c'est un ictère grave ; au point de vue des symptômes et de l'aspect du foie, par opposition à l'atrophie jaune aiguë, on pourrait dire : c'est une hypertrophie jaune aiguë.

Au point de vue de l'ictère grave, nous en retrouvons là tous les traits dans le tableau clinique, mais cet état morbide est un mode de terminaison des différentes affections hépatiques dont le dernier terme est la suppression de l'élément fonctionnel de la glande, il ne précise donc rien. — Si nous voulons nous restreindre à l'atrophie jaune aiguë dont on a fait une entité morbide spéciale et le type de l'ictère grave, nous voyons que l'aspect macroscopique du foie est tout autre chez nos malades; il y aurait là, en raison de l'analogie présentée par les symptômes et la coloration, un rapprochement à faire en accentuant la différence anatomique par l'expression de M. Bazy, mais il n'y a rien là qui réponde à l'idée d'hypertrophie prise dans le vrai sens du mot. Que signifie en effet ce mot d'hypertrophie que nous voyons employer à chaque instant en pathologie? D'après son étymologie (υπερ τροφη), il paraît signifier excès de nutrition et non augmentation de volume, sens qu'on lui applique trop souvent. — Il en résulte que l'hypertrophie d'un organe est caractérisée par un développement anormal de tous ses éléments entraînant une suractivité fonctionnelle. — Loin de causer préjudice à l'organisme, l'hypertrophie intervient le plus souvent comme un agent salutaire susceptible de s'opposer aux funestes progrès d'une lésion ; l'hypertrophie du cœur n'est-elle pas dans bien des cas une sauvegarde temporaire contre l'asystolie; lorsque l'action physiologique d'un rein vient d'être abolie, la nutrition de la glande restée intacte s'exagère ; bientôt, cette dernière richement pourvue de nouveaux éléments suppléera par une double activité secrétoire à l'insuffisance de l'autre.

Si nous comparons ces effets à ce que nous observons ici, que voyons-nous? D'un côté, hypertrophie de tout l'organe, partant, augmentation des éléments essentiels, d'où accroissement de l'activité fonctionnelle ; de l'autre substitution à ces mêmes éléments d'un tissu qui, par sa marche envahissante dans le parenchyme glandulaire, abolit progressivement toutes les fonctions physiologiques de l'organe.

Nous repousserons pour la même raison l'expression de cirrhose hypertrophique, dénomination qui conviendrait peut-être bien ici, puisqu'il y a prolifération conjonctive et en même temps hypertrophie. c'est-à-dire hypermégalie. — De plus, ici, l'hypermégalie doit être constante puisque la rétraction du tissu fibreux n'a pas le temps nécessaire pour se manifester, l'évolution suit toutes ses phases permettant au foie de rester gros, ce que l'on n'observe pas toujours dans la cirrhose dite hypertrophique.

Nous devons éliminer de suite cette forme spéciale de cirrhose hypertrophique, décrite par M. Hanot, en raison de l'absence d'altérations des canalicules biliaires.

La cirrhose syphilitique peut se présenter au début avec un gros foie ; de plus, il y a là, au point de vue histologique, quelque chose d'un peu analogue à ce que nous observons chez nos malades ; en effet, la cirrhose syphilitique pénètre dans le lobule, et encadre les cellules hépatiques dont elle détermine l'atrophie ; mais, outre que la marche rapide des accidents ne permet pas tout d'abord de penser à la syphilis, il y a de plus cette généralisation de la lésion qui exclut plus formellement encore cette opinion ; on sait, en effet, que la syphilis fragmente le tissu hépatique plutôt qu'elle ne l'infiltre ; elle le pénètre de tractus épais qui le circonscrivent en petites portions de la manière la plus irrégulière, justifiant la dénomination de cirrhose rubanée qui lui a été donnée.

Le point de départ de la lésion nous éloigne des cirrhoses biliaires et nous rapproche de la cirrhose veineuse à part l'évolution qui dans cette dernière est essentiellement chronique ; la localisation spéciale de la sclérose au pourtour du lobule dans la cirrhose commune sépare plus complétement encore cette affection de celle que nous venons de décrire. —

Nous appellerons cette affection une *hépatite interstitielle diffuse aiguë*, en raison de la dissémination des éléments conjonctifs dans tout l'organe et de la rapidité des processus.

Les graves désordres déterminés par la mort des éléments propres du foie ne permettant pas au tissu conjonctif de nouvelle formation de s'organiser, nous ne croyons pas que l'expression de cirrhose puisse trouver ici sa justification ; en effet, depuis le jour ou l'histologie a révélé l'essence de la lésion dans la maladie de Laennec, les deux termes cirrhose et sclérose se trouvent le plus souvent confondus ; nous ne croyons pas que, dans l'espèce, la rapidité dans la marche des accidents puisse jamais permettre aux éléments du tissu conjonctif de s'organiser assez complétement pour donner au foie les caractères de la sclérose.

Nous n'avons pas osé figurer dans notre titre la mention étiologique, parce que l'imperfection de nos documents nous a contraint pour tenter la justification de la cause d'empiéter un peu sur le terrain des hypothèses.

— 1 —

CONCLUSIONS

Il est une forme spéciale d'affection hépatique caractérisée macroscopiquement par une hypermégalie du foie qui a conservé ses bords tranchants, la forme à peu près cubique de cette glande, sa coloration jaune d'ocre, sa consistance élastique, sa surfacc presque toujours lisse, et l'état onctueux de son tissu que le tact permet de percevoir.

Le microscope révèle dans toute l'étendue de l'organe une infiltration diffuse des éléments du tissu conjonctif, débutant par tous les endroits où ce tissu existe à l'état normal dans le foie, fusant dans l'intérieur des lobules entre les cellules hépatiques, comprimant et détruisant ces dernières.

Cette affection qui évolue très-rapidement se manifeste pendant la vie par un ensemble de symptômes rappelant tous les traits de l'ictère grave.

Cette lésion se rencontre chez des individus alcooliques.

A. PARENT, imprimeur de la Faculté de Médecine, rue Mr-le-Prince, 31.

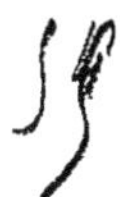

www.ingramcontent.com/pod-product-compliance
Ingram Content Group UK Ltd.
Pitfield, Milton Keynes, MK11 3LW, UK
UKHW020412220726
13923UKWH00004B/1904

9 782019 251420